Das Mädchen am Kanal. Sarah hat sich seit den Weihnachtsferien sehr verändert. Sie hat sich die Haare kurz geschnitten und ist ungewohnt verschlossen. Dass mit Sarah etwas nicht stimmt, bemerkt jedoch nur ihre Lehrerin. Und irgendwie kommt ihr das alles bekannt vor. Erinnerungsfetzen steigen ihr ins Bewusstsein. Plötzlich fällt ihr alles wieder ein. Ihr Onkel. Sarahs Zeichenlehrer. Was damals mit ihr passiert ist und was jetzt Sarah passiert. Ein Geheimnis, das sie teilen.

Thierry Lenain

Das Mädchen am Kanal

Die Geschichte einer Verletzung

Aus dem Französischen
von Anne L. Braun

Fischer Taschenbuch Verlag

generation
Herausgegeben von Markus Niesen

Veröffentlicht im Fischer Taschenbuch Verlag GmbH,
Frankfurt am Main, April 2001

Die deutsche Erstausgabe erschien 1999
im Programm der Fischer Schatzinsel

Die französische Originalausgabe erschien
unter dem Titel »La fille du canal«
bei Éditions Syros, Paris

Lektorat: Julia Holbe
Gesamtherstellung: Clausen & Bosse, Leck
Printed in Germany
ISBN 3-596-80337-3

Nach den Regeln der neuen Rechtschreibung

Das Mädchen am Kanal

Diese Geschichte beginnt schon vor der ersten Seite. Und wie viele andere auch, hört sie jenseits der letzten auf. Vielleicht auch nie.

Weihnachten ist vorüber. Die abgeschmückten Tannenbäume liegen verlassen auf den Gehsteigen. Sarah geht um sie herum ohne sie zu sehen. Sie geht ihres Weges. Ihr Mantel steht offen, der Schal ist nachlässig um den Hals geworfen. Sie zittert, aber nicht vor Kälte. Sie bemerkt die Kälte genauso wenig wie die Menschen, die an ihr vorbeihasten. Mit fahlem Gesicht geht sie weiter. Woanders hin, nirgendwo hin. Sie ist nicht in ihrem Körper, der wie ein Roboter an den Mauern entlangstreift. Ihr Spiegelbild verschwimmt in den Schaufenstern. Sarah ist nur ein Schatten. Der Schatten eines Kindes, den niemand bemerkt. Der Schatten eines Kindes, der gerade ausradiert wird und der nach und nach verschwindet.

Nachdem sie die Stufen bis zu ihrem Stockwerk hinaufgestiegen ist, steckt Sarah den Schlüssel ins

Schloss und dreht den Türknauf. Die Tür führt in eine geräumige, elegant eingerichtete Wohnung. Sarah geht durch den Flur in ihr Zimmer. Der Parkettboden knarrt unter ihren Füßen. Das Zimmer ist zu klein, vollgestellt mit einem Bett, einem Schreibtisch und einem Schrank. Sarah lässt den Mantel an und stellt sich vor das Bett. Ihre Stiefel hinterlassen kleine Wasserflecken auf dem Teppichboden. Das Mädchen starrt auf seine Puppe. Sarahs Gesichtszüge werden hart, bis die Unbeweglichkeit der einen im Halbschatten des Zimmers auf seltsame Weise die der anderen widerspiegelt. Die Minuten vergehen. Plötzlich packt Sarah ihr Gegenüber mit einer raschen Bewegung. Sie zieht die Puppe aus und legt sie aufs Bett. Die Lider mit den künstlichen Wimpern fallen zu. Sarah nimmt ein Feuerzeug aus einer Schublade und zündet es an. Die Flamme spiegelt sich in ihren Augen. Ohne zu zögern nähert sie das brennende Feuerzeug dem Unterleib der Puppe. Der Plastikbauch verfärbt sich schwarz und erschlafft. Ehe er wieder hart wird, drückt Sarah ihren Zeigefinger in die Wunde. Der Abdruck bleibt. Dann drückt Sarah die verwundete Puppe an ihre Brust.

»Du darfst niemandem etwas sagen …«, schluchzt sie.
In diesem Augenblick wird die Eingangstür geöffnet. Sarahs Mutter ruft mit strenger Stimme: »Sarah, deine Schuhe!«

Auszug aus dem Tagebuch von Sarahs Lehrerin
Montag, den 6. Januar: Die Weihnachtsferien sind vorüber. Das Schuljahr geht weiter. Wir haben noch immer einen sehr kalten Winter (…). Sarah habe ich auf den ersten Blick fast nicht wiedererkannt. Sie trägt ihre Haare jetzt so kurz, dass sie beinah wie ein Junge aussieht. Ihre neue Frisur unterstreicht die Traurigkeit, die sie seit November umgibt. Ein Trauerfall in ihrer Familie? Spannungen zwischen den Eltern? Ich sollte sie endlich danach fragen. Ich hatte schon mehrmals die Absicht, doch ein merkwürdiges Gefühl hielt mich im letzten Moment immer davon ab. Ich wollte mich nicht in etwas einmischen, das mich nichts angeht. Wer weiß, ob Sarah wirklich so traurig ist, wie ich vermute. Im Grunde genommen bin eher ich es, die in letzter Zeit etwas melancholisch ist. Aber diese kurzen Haare … Sie hatte so schönes, langes

Haar. Man hat den Eindruck, sie wollte sich eine neue Identität zulegen. Oder sich selbst verschandeln.

Seit dem frühen Morgen verteilen die städtischen Streukolonnen Salz auf den vereisten Straßen. Das Klappern von Geschirr lässt Sarah aufwachen. Sie öffnet die Augen und geht von der Nacht in den Tag über als habe sie gar nicht geschlafen. Ihre nackte Puppe hat sie die ganze Nacht über nicht losgelassen und sie versteckt sie noch immer, eng an ihren zusammengekauerten Körper gedrückt. Obwohl es schon Wochen her ist, klingen ihr die Worte ihrer Mutter noch in den Ohren.

»Also wirklich! In deinem Alter …!«

»Eine Puppe, die nichts kann und nichts tut. Nur die Augen zumachen.«

»Das ist doch kindisch!«

»Die nur die Augen zumachen kann.«

»Ich kauf sie dir nicht, vergiss es! Meine Tochter ist elf und kein Baby mehr. Wenn du diese Puppe unbedingt haben willst, dann kauf sie dir selbst!«

Am Nachmittag ging Sarah dann in ein Spielzeuggeschäft. Ohne auf die missbilligende Miene der Verkäuferin zu achten, suchte sie sich die Puppe mit dem ausdruckslosesten Gesicht aus. Eine Puppe, die nur die Augen auf- und zumachen kann.

Anschließend ging Sarah zum Friseur. Während die Angestellte ihren Kopf schamponierte, ermahnte sie Sarah: »Aber entspann dich doch! Genieß es …«

Sie fragte Sarah, wie sie die Haare geschnitten haben möchte. Mit leerer Stimme antwortete Sarah: »Ganz kurz, wie ein Junge.«

Die Friseuse grinste.

»Hast du keine Lust mehr, ein Mädchen zu sein? Also, ich will um nichts in der Welt etwas anderes sein.«

Ihre Kollegin sagte kichernd: »Ich glaube, da würden sich auch einige beschweren!«

Sarah hörte nicht hin. Sie betrachtete sich im Spiegel. Als die Schere klapperte, zuckte sie nicht mit der Wimper. Sie war gefühllos wie ihre Puppe, die sie auf den Knien hielt und im Spiegel sehen konnte.

Wieder zu Hause, traute sich Sarah nicht die Tür

aufzuschließen. Sie läutete. Ihre Mutter stieß zwei oder drei unverständliche Laute der Entrüstung aus und gab ihr eine kräftige Ohrfeige. Sarah flüchtete sich in ihr Zimmer, ohne auf ihren Vater zu achten, der im Wohnzimmer auf einem Sessel saß und ihr schüchtern etwas nachrief. Was hätte er ihr auch sagen sollen? Er konnte nicht mit seiner Tochter reden. Das war Sache seiner Frau. Sie kümmerte sich um das Reden und die Weihnachtsgeschenke. Diesmal machte er jedoch zumindest den Versuch zu protestieren.

»Also wirklich! Warum hast du sie …?«

»Oh! Lass mich in Ruhe!«

Zwischen ihren Eltern breitete sich Schweigen aus. Sarah begann in ihrem Zimmer, der Puppe die Haare zu schneiden.

Sarah blickt aus dem Fenster und beobachtet die Streuwagen. Die in dicke orangefarbene Overalls eingemummten Arbeiter werfen Schaufeln voll Salz auf die Straße. Das Mädchen zieht seine Puppe wieder an und legt sie auf das Bett. Dann geht Sarah in die Küche. Die Mutter küsst sie auf die Wange und fragt, ob sie gut geschlafen habe. Der

Vater taucht auf. Auch er gibt dem Mädchen einen flüchtigen Kuss und verzieht sich in den Flur. Auf diese Weise weicht er jeden Morgen geschickt aus und überlässt Mutter und Tochter sich selbst.
»Dein Zeichenlehrer hat gestern Abend angerufen.«
Sarah lässt das Brötchen, das sie gerade bestreicht, auf den Fliesenfußboden fallen.
»Sei doch nicht so ungeschickt!«
Sarah geht in die Hocke, um die Marmelade mit Küchenpapier aufzuwischen.
»Er ist wirklich zufrieden mit dir«, fährt ihre Mutter nach einem tiefen Seufzer fort. »Er sagt, du hast Talent.«
Auf dem Fußboden ist längst keine Marmelade mehr. Aber Sarah reibt weiter.
»Sarah, es reicht!«
Sarah steht auf.
»Er hat etwas von einer Ausstellung gesagt«, beginnt ihre Mutter erneut.
Sarah zerknüllt die mit roter Marmelade beschmierte Papierserviette.
»Ich will nicht mitmachen«, antwortet sie nach einer Weile.

»Unsinn! Du hast doch gute Chancen! Er hat vorgeschlagen, sich jeden Abend für dich Zeit zu nehmen. Du bist für ihn so etwas wie eine Tochter. Du hast wirklich Glück!«
Sarahs Hand mit der schmutzigen Serviette verkrampft sich.
»Ich will aber nicht«, sagt sie trotzig.
»Du bist vielleicht anstrengend! Zuerst hast du darauf bestanden, dass ich dich in diesem Atelier anmelde, aber wie immer bist du nicht fähig, etwas, das du angefangen hast, auch zu Ende zu führen! Mir reicht's! Ich will, dass du an dieser Ausstellung teilnimmst. Dein Zeichenlehrer erwartet dich ab Donnerstag nach dem Unterricht.«
Sarah springt auf und geht in ihr Zimmer. Die zerknüllte Serviette hat sie noch immer in der Hand.
»Ich will nicht«, murmelt sie vor sich hin. Mit ihrer freien Hand reißt sie die Puppe an sich und blickt ihr starr in die Augen. So lange, bis ihre Tränen versiegt sind.

Sarah ist auf dem Weg zur Schule. Ihre schwere Schultasche schlenkert in regelmäßigen Abständen an ihr Bein. In der Nacht ist es noch kälter gewor-

den. Alles ist zugefroren. Das Wasser im Kanal fließt nicht mehr. Sarah bemerkt es, als sie über die Brücke geht. Wenn sie traurig ist, beginnt sie zu träumen. Im Traum geht sie an der Böschung spazieren. Ein Boot legt auf ihrer Höhe an, ein kleines Boot mit einem großen weißen Segel. Sie geht an Bord, das Boot legt wieder ab und sie lassen die Stadt hinter sich. Das Boot segelt weiter, viele Tage lang. Am Ende des Flusses scheint die Sonne. Sarah schreitet durch sie hindurch. Auf der anderen Seite der Sonne erwartet sie ihre Großmutter, strahlend und fröhlich. Sie schließt ihre Enkelin in die Arme und tröstet sie. Wenn es Sarah wieder besser geht, kehrt sie nach Hause zurück. In ihrer Tasche hat sie ein bisschen Staub des fremden Sterns versteckt, der hinter ihr auf den Wellen schimmert. Diesen Staub hütet sie wie einen Schatz.
Aber heute scheint keine Sonne. Der Kanal ist zugefroren. Der Körper von Sarahs Großmutter ruht in einer dunklen Ecke des Friedhofs.

Dienstag, den 7. Januar. (...) Sarah kam heute zu spät. Ich bin mir sicher, dass sie irgendein Problem hat. Sie wirkt völlig verstört. »Warum bist du nicht

pünktlich?«, war alles, was ich fragen konnte. »Der Kanal ist zugefroren«, gab sie zur Antwort. Danach hat sie den ganzen Unterricht über kein Wort mehr gesagt. In der Pause habe ich versucht mit ihr zu reden, aber sie wich meinen Fragen aus. Schließlich beschloss ich, ihr einen Brief an ihre Eltern mitzugeben. Ich muss unbedingt mit ihnen reden (...).
Ich greife noch einmal zum Tagebuch. Es ist zwei Uhr früh. Ich kann nicht schlafen. Warum habe ich diesen bitteren Geschmack im Mund? Dauernd muss ich an Sarah denken. Dabei ist es durchaus nicht das erste Mal, dass ich mit einer solchen Situation konfrontiert bin. Kinder geraten manchmal aus der Fassung, auch ohne schwerwiegenden Grund. Nein, das ist es nicht. Es ist dieser strenge Winter, der mir zu schaffen macht. Der Kanal ist zugefroren.

Schneeflocken fallen auf Sarah herab, die reglos vor der Tür steht. Sie möchte schreien und davonlaufen, sich in die Arme ihrer Großmutter flüchten, auf die andere Seite der Sonne, die sich heute nicht gezeigt hat. Aber ihr Finger drückt auf die Klingel.

»Hallo, Sarah.«

Der Zeichenlehrer bittet sie herein. Er geht hinter ihr durch den schmalen Korridor. Dabei streckt er die Hand aus und streift ein paar Schneeflocken von Sarahs kurzen Haaren.

»Schade, dass du dir die Haare abgeschnitten hast«, sagt er. »Sie waren so schön.«

Sie betreten sein Atelier. Die Tür schließt sich hinter ihnen.

Nach dem Zeichenunterricht irrt Sarah durch die Straßen. Sie hat die Hände tief in den Manteltaschen begraben. Tränen laufen über ihr Gesicht, das vor Kälte gerötet ist. Sie geht langsam, lässt

sich einfach durch die Straßen treiben und findet sich plötzlich an der Böschung des Kanals wieder. Sie geht am Kanal entlang bis zu den letzten Häusern, als ob sie trotz des Eises, trotz des Bootes, das niemals kommen wird, beschlossen hätte, dem Wasserlauf bis zum Meer, bis zur Sonne zu folgen. Am Stadtrand angekommen, wird sie von dem hereinbrechenden Abend überrascht und bleibt stehen. Sie versucht, sich die Bootsfahrt zumindest vorzustellen. Doch am Ende ihres Traums entdeckt sie den leblosen Körper ihrer Großmutter, gefangen auf einem eisigen, fahlen Stern.
Nicht weit von ihr, bleibt die Lehrerin im selben Moment auf der Brücke stehen. Ihren behandschuhten Fingern entgleitet eine Zeitung, auf deren Titelseite ein Foto des zugefrorenen Kanals abgebildet ist. Der Bildtext erklärt, dass dies zuletzt vor zwanzig Jahren so gewesen war. Die Lehrerin hat plötzlich das Gefühl gehabt, sich nicht mehr auf den Beinen halten zu können. Sie stützt sich auf das Geländer. Ein heftiger Schmerz drückt ihr die Brust zusammen. Aus einer Ecke ihres Gehirns hatte sich unvermittelt ein vergessenes Fragment ihrer Vergangenheit an die Oberfläche gedrängt.

Ich war acht damals. Der Kanal war in jenem Winter ebenfalls zugefroren. Als ich am Morgen die ausgedehnte Eisfläche sah, glaubte ich, ich wäre schuld daran, dass das Wasser nicht mehr fließt. Ich glaubte, mein Blut hätte ebenfalls aufgehört zu fließen. Der Tod käme näher, ohne Vorwarnung. Mein Körper würde austrocknen. Ich hatte Angst, schreckliche Angst. Am Abend wehrte ich mich mit aller Kraft gegen das Einschlafen. Ich wollte laut schreien, aber ich biss mir in die Innenseite der Wangen, bis ich blutete. Ich erinnere mich noch an den Geschmack des Bluts, das sich mit dem Schleim in meinem Hals vermischte. Ich spuckte in mein Taschentuch. Der Anblick des blutbefleckten Stoffs versetzte mich in noch größere Panik. Ich glaubte, alles Leben würde aus mir herausströmen. Ich habe nächtelang nur geweint, an tausend Orten geweint. Eines Morgens begann das Eis des Kanals zu schmelzen. Da glaubte ich vergessen zu können. Aber es war nur ein Erinnerungsfetzen, der lahm gelegt war, wie bei einer Maschine, die man abschaltet. Heute Nachmittag, als ich über die Brücke ging, ist mir alles wieder eingefallen. Deshalb also habe ich mich in letzter Zeit so unwohl gefühlt. Der

Winter war so kalt. Ich ahnte, dass der Kanal zufrieren würde. Ich ahnte, dass die Erinnerung zurückkommen würde.

Die Lehrerin schreibt das Datum dazu, Mittwoch, den 8. Januar. Dann legt sie den Kugelschreiber beiseite. Sie schlüpft wieder unter die warme Decke zu ihrem Mann, der längst schläft, und schluchzt leise vor sich hin.

Die Schulglocke hat eben erst das Ende des Unterrichts verkündet, als draußen im Hof auch schon einige Kinder die ersten Schneebälle rollen. Sarah packt ihre Farbstifte zusammen. Ein Filzstift kullert unter den Tisch. Sie bückt sich und kontrolliert dabei die Ablage unter ihrem Tisch. Alles in Ordnung. Sie sieht die Bücher und Pausenbrote, die sie seit etlichen Tagen hier aufbewahrt. Als sie ihren Kopf wieder hebt, sieht sie ihre Mutter im Türrahmen stehen. Sie trägt ein elegantes Kostüm, ihre Frisur ist wie immer perfekt. Entschlossenen Schrittes geht die Mutter auf die Lehrerin zu.

»Sie wollten mich sprechen?«

»Ja, einen Moment bitte.«

Die letzten Schüler verlassen das Klassenzimmer. Sarahs Mutter geht auf ihre Tochter zu. Sie blättert Sarahs Heft durch. Als sie die rot unterstrichenen Stellen und die Anmerkungen am Rand sieht, zucken ihre Mundwinkel. Sarah weiß, dass dies ein

Zeichen dafür ist, dass ihre Mutter ihre Empörung im Zaum zu halten versucht. In Sarah steigt wieder jenes Gefühl auf, das sie nur zu gut kennt. Das Gefühl, nichts wert zu sein. Jemand zu sein, den man nicht haben wollte.

Die Lehrerin tritt zu ihnen. Sie spricht von Sarahs letzten Klassenarbeiten und ihrem mangelnden Interesse.

»In ihrem Alter kommt das natürlich manchmal vor«, räumt sie ein. »Das Heranwachsen kann ganz schön anstrengend sein ... Oder hat Sarah zur Zeit irgendwelche Probleme?«

Sarahs Mutter runzelt die Stirn.

»Was wollen Sie damit sagen?«

»Eine schwierige häusliche Situation kann manchmal zu ...«

»Unsere häusliche Situation ist absolut in Ordnung, falls es das ist, was Sie wissen wollen!«

»Verstehen Sie mich bitte nicht falsch. Ich respektiere das Privatleben meiner ...«

»Das will ich auch hoffen! Glauben Sie mir, Sie brauchen gar nicht lange zu suchen. Sarah ist einfach faul. Man muss sie ab und zu wachrütteln. Ich werde mich der Sache annehmen. Sie werden schon bald keinen Grund mehr haben, sich über meine Tochter zu beschweren.«

Der eisige Ton von Sarahs Mutter bringt die Lehrerin aus der Fassung. Sie stammelt: »Aber ich beschwere mich doch nicht. Ich finde nur, dass Sarah in letzter Zeit etwas traurig wirkt …«

»Sarah ist erschöpft. Sie isst zu wenig! Ich werde mit ihr zum Arzt gehen.«

Gleich zu Beginn dieser Unterhaltung hat Sarah sich in ein Heft vertieft, das sie schnell aus ihrer Mappe geholt hat. Sie tut so, als würde sie rechnen, aber die Zahlen verschwimmen vor ihren Augen. Die Lehrerin legt ihr eine Hand auf die Schulter.

»Und du, Sarah … was meinst du?«

Das Mädchen murmelt: »Ich werde mich mehr anstrengen …«

»Gut«, sagt die Lehrerin. »Ich werde dir helfen. Zu zweit geht es leichter.«

Sarahs Mutter zuckt mit den Schultern und verabschiedet sich von der Lehrerin, ehe sie ihre Tochter aus dem Klassenzimmer zieht. Als die beiden fort sind, reibt die Lehrerin sich die Schläfen, zuerst um sich zu entspannen, dann mit so viel Kraft, dass es schließlich weh tut.

Sarahs Mutter lässt ihrem Zorn erst freien Lauf, als Sarah beim Abendessen ihren Teller nach zwei oder drei Bissen beiseite schiebt.
»Ich habe kein Zierpüppchen auf die Welt gebracht!«
Voller Entrüstung berichtet sie ihrem Mann vom Gespräch mit der Lehrerin. Sarah unterbricht sie etliche Male und wiederholt, dass sie die Erklärungen der Lehrerin einfach nicht versteht.
»Bist du dümmer als die anderen? Dann werde ich es dir eben erklären. Mal sehen, ob es dir dann immer noch Spaß macht, nichts zu begreifen!«
Zum ersten Mal an diesem Abend hält Sarah dem Blick ihrer Mutter stand.
»Du kommst immer spät nach Hause, du weißt nicht, was ich mache. Du kannst mir nicht helfen.«
Sarahs Mutter ist kurz davor, die Beherrschung zu verlieren: »Sprich nicht in diesem Ton mit mir! Glaub ja nicht, dass du dich damit aus der Affäre ziehen kannst, dass ich berufstätig bin. Ich werde dafür sorgen, dass du nach der Schule Nachhilfestunden bekommst.«
»Aber nach der Schule muss ich zum Zeichnen.«

»Na schön, dann gehst du eben nur noch mittwochs!«

Mit dieser Entscheidung von Sarahs Mutter ist die Diskussion abgeschlossen. Das Mädchen verschwindet in seinem Zimmer. Es zieht sich aus und legt sich ins Bett, die Puppe im Arm.

Ihr Vater schaut nach einer Weile nach ihr. Sarah schläft. Er ist froh darüber. Er hätte ohnehin nicht die Worte gefunden, um das auszudrücken, was er seiner Tochter gerne gesagt hätte. Er nutzt ihren Schlaf aus, um sie wie ein Dieb heimlich zu betrachten. Dann drückt er ihr einen zarten Kuss auf die Wange. Er denkt an das strebsame, verschlossene Kind, das er einst gewesen war. Seine Kehle schnürt sich zu. Er erinnert sich daran, wie sehr er unter dem erstickenden Schweigen seiner Eltern gelitten und wie sehr er ihr Schweigen verflucht hatte. Noch heute ist er in diesem Schweigen gefangen. Nie ist es ihm gelungen, es zu durchbrechen. Nicht einmal für dieses Kind, das er sich so sehr gewünscht hat. Nicht einmal für dieses Kind, das er so sehr liebt. Dafür hasst er sich manchmal.

Donnerstag, den 9. Januar: (...) Heute kam Sarahs Mutter zur Schule. Es war das erste Mal, dass ich mich länger mit ihr unterhalten habe. Jetzt verstehe ich Sarahs verschlossene Art. Es ist sicher nicht leicht, im Schatten dieser Frau heranzuwachsen! Ich frage mich, ob sie je lächelt. Sie scheint zu jenen Leuten zu gehören, die sich hinter einer Maske der Unnahbarkeit verstecken müssen, als ob Verständnis und Liebe eine Gefahr für sie darstellen würden. Jedenfalls habe ich mir zu Unrecht Sorgen gemacht. Schon die Tatsache, dass ich ein Gespräch mit ihrer Mutter geführt habe, reichte aus um Sarah wieder zu motivieren. Und außerdem ist sie einfach erschöpft. Sie hat Wachstumsprobleme und isst zu wenig (ich fand mehrere verschimmelte Pausenbrote in ihrer Ablage!). Eine Vitaminkur würde ihr bestimmt gut tun.

Und dabei weiß ich es ganz genau: Man neigt manchmal dazu, seine eigenen Probleme auf andere zu übertragen, auch auf Kinder. Man denkt sich irgendwelche Geschichten über sie aus, um jene zu verdrängen, die einen selbst quälen. Der Vorfall, der mir gestern wieder in den Sinn kam, muss schon seit einiger Zeit an die Türen meines

Gedächtnisses klopfen. Um mich davor zu schützen, habe ich mir lieber vorgestellt, Sarah hätte ähnliche Probleme. Aber das kleine Mädchen in Nöten war nicht sie. Ich selbst war es; ich vor zwanzig Jahren, in einem Haus in der Nähe des Kanals. Der üppig geschmückte Weihnachtsbaum in einer Ecke des Esszimmers. Die Geschenke unter dem Baum. Die ganze Familie hatte sich versammelt. Er war auch da.

Ein dichter Nebel liegt über den Straßen der Stadt und verschleiert den Tagesanbruch. An diesem Morgen trödeln die Kinder nicht lange auf dem Schulhof herum. Noch vor dem Unterricht fragt Sarah ihre Lehrerin, ob sie ihr nach dem Unterricht noch helfen würde. Es war ihre Idee gewesen, und die Mutter hatte zugestimmt. Wer könnte diese Aufgabe besser erfüllen als die Klassenlehrerin?
Sie beginnen schon am selben Nachmittag mit dem Nachhilfeunterricht, in dem leeren Klassenzimmer. Die Lehrerin setzt sich neben ihre Schülerin. Sie wird noch am selben Abend in ihr Tagebuch schreiben, dass Sarah weniger traurig war, dass sie ein- oder zweimal sogar lächelte. Das Kind braucht nur etwas Aufmerksamkeit und vielleicht auch etwas Nähe. Die Lehrerin schließt mit: *Dabei haben wir über nichts anderes geredet als über den Lehrstoff und die Hausaufgaben. Aber Sarah schien sich zu freuen, dass sie hier arbeiten durfte, unter*

meiner Aufsicht und mit meiner Unterstützung. Sie schien irgendwie ruhiger als sonst. Für mich war es ein schönes Gefühl, ihr helfen zu können.

Sogar das schlechte Wetter gönnte sich am Sonntag eine kleine Ruhepause. Doch trotz des zaghaften Auftauchens der Sonne blieb Sarah daheim. Ihre Mutter hatte sich vorgenommen mit ihrer Tochter zu üben. Entgegen ihrer Befürchtung machte es Sarah nichts aus, von ihrer Mutter Sachen abgefragt zu werden, die sie ohne Probleme beherrscht.

An diesem Wochenende verlassen die Lehrerin und ihr Mann die Stadt. Sie fahren etliche Kilometer am Kanal entlang und halten schließlich am Rande eines kleinen Dorfes an, vor einem Haus mit geschlossenen Fensterläden. Hier hat die Lehrerin ihre Kindheit verbracht. Nach dem Tod ihrer Mutter hat sie das alte Gebäude geerbt, doch seitdem niemals auch nur einen Fuß hineingesetzt.
Während ihr Mann die Fensterläden aufmacht, geht die Lehrerin langsamen Schrittes durch die düsteren, verstaubten Räume. Das, wonach sie hier

sucht, die Angst im Bauch, ist da. Im großen Wohnzimmer hört sie das Lachen und die Freudenschreie der Kinder beim Auspacken der Weihnachtsgeschenke. Sie hört das Klirren der aneinanderstoßenden Champagnergläser und die Stimmen der beschwipsten Erwachsenen, die im Laufe des Abends immer lauter werden. Die Bilder fangen an sich zu überlagern; im Kopf der Lehrerin dreht sich alles. Sie sieht die elektrischen Kerzen am Baum wieder vor sich. Alle waren gekommen. Sie sieht sie so deutlich vor sich, als habe sich die Szene erst am Vorabend abgespielt. Ihr Mann berührt sie an der Schulter.

»Ist dir nicht gut, Liebling?«

»Doch, doch ... nur ein paar unangenehme Erinnerungen ...«

»Findest du nicht, dass du das Haus endlich verkaufen solltest?«

»Vielleicht ... aber nicht sofort ...«

»Willst du, dass wir gehen?«

»Nein.«

Die Lehrerin steht auf und geht endlich zum Badezimmer. Vor der Tür bleibt sie kurz stehen und hält die Luft an, ehe sie die Tür dann mit den Fingerspitzen aufschiebt. Ihr Onkel steht wieder neben der Badewanne. Diesmal kann sie sich nicht beherrschen. Sie übergibt sich.

Der Zeichenlehrer kommt erst mitten in der Nacht nach Hause. Er ist glücklich. Seine neuesten Werke sind in einer bekannten Kunstgalerie in Paris ausgestellt. Über die Serie von Aquarellen mit dem Titel »Nacktes Mädchen, auf einem alten Sessel, schlafend« wurden zahlreiche bewundernde Kommentare abgegeben.

Die Lehrerin sammelt die Aufsätze ein. Thema: *Beschreibung einer Winterlandschaft.* Ohne es zu bemerken, hat sie den Ausdruck benutzt, der in der Zeitung unter dem Foto gestanden hatte. Sarah hat nur etwa zehn Zeilen geschrieben. Sie hat den Kanal geschildert, der die Stadt wie eine große Lebensader durchquert. Das Wasser ist gefroren. Die Kinder weinen. Die Stadt stirbt.

Nach dem Unterricht schlägt die Lehrerin Sarah vor, in ihrer Wohnung über dem Klassenzimmer zu lernen. Sie erwartet einen wichtigen Anruf.
Als sie den Flur betreten, klingelt auch schon das Telefon. Während die Lehrerin den Anruf in ihrem Arbeitszimmer entgegennimmt, betrachtet Sarah die Pinnwand, auf die einzelne Fotos geheftet sind. Ihr Blick bleibt an einem dieser Fotos hängen.
»Schaust du dir das an?«, fragt die Lehrerin, die hinter Sarah getreten ist.
Sie deutet auf eine kleine Schwarzweißaufnahme.

Ein dick eingemummtes Mädchen steht vor einer Hütte im Schnee. Im Hintergrund ist der Kanal zu erkennen.
»Ich war damals etwa so alt wie du ... Noch ältere Fotos von mir habe ich nicht.«
Die Lehrerin bricht in ein nervöses Lachen aus. »Ich sehe darauf etwas traurig aus.«
Sarah ist von dem Bild wie hypnotisiert.
»Sie sehen aus wie ich ...«, murmelt sie.
»Stimmt ... Vielleicht mag ich dich deshalb so sehr.«
Mit einer abrupten Bewegung wirft sich Sarah der Lehrerin an den Hals. Diese schiebt sie sachte von sich.
»Aber jetzt müssen wir endlich arbeiten.«

Montag, den 13. Januar. Zwanzig Jahre lang habe ich geglaubt, vergessen zu haben. Aber zwanzig Jahre lang habe ich die Erinnerung an diesen Tag aufbewahrt: dieses Foto an der Pinnwand, das Sarah aufgefallen ist. Ich erinnere mich noch gut daran, wann es aufgenommen wurde: einige Stunden danach ... Mein Onkel wollte mich unbedingt fotografieren. Auf meinem Gesicht liegt keine Traurig-

keit, sondern Angst. Ich erinnere mich an das Feuer am Ufer des Kanals einige Tage später. Ich hatte alle Fotos zusammengesucht, die es damals von mir gab, und sie verbrannt. Am nächsten Tag gab Mutter mir einen Brief, den der Briefträger gerade gebracht hatte. Darin war dieses Foto. Ich hätte es ebenfalls verbrennen können, wie die anderen auch. Aber ich habe es aufbewahrt. Sein Auftauchen in einem Moment, als alle vorherigen Fotos von mir verbrannt worden waren, war ein Schock für mich. Meine Kindheit war gestorben. Ich war jetzt die Person, die mein Onkel in diesem Umschlag eingeschlossen hatte. Zwanzig Jahre lang habe ich diese Geschichte im hintersten Winkel meines Gehirns versteckt. Wie sehr hat dieser Alptraum mein Leben beeinflusst, ohne dass ich es bemerkt hätte – in all diesen Jahren, die ich im Vergessen gelebt habe?

Warum hat Sarah dieses Foto angestarrt?

Nein! Ich muss aufhören! Ich muss sie mit all dem in Ruhe lassen! In ihrem Aufsatz hat sie den Kanal beschrieben. Sie war nicht die einzige, aber beim Lesen ihres Aufsatzes ist es mir kalt den Rücken hinuntergelaufen, was mich kein bisschen über-

rascht hat. Ich glaube, ich hatte es gehofft. Es ist schrecklich. Ich benutze Sarah, lasse sie an meiner Stelle reden, weil es mir nicht gelingt, mein eigenes Erlebnis niederzuschreiben. Ich muss damit aufhören. Ich muss das Mädchen meiner Geschichte beschützen. Ich muss aufschreiben, was passiert ist. Ich muss es aufschreiben.

Nach diesen Worten klappt die Lehrerin ihr Tagebuch zu. Sie befestigt das Foto wieder an der Pinnwand. Die Lücke, die es im Mosaik der Fotos hinterlassen hatte, ist wieder geschlossen.

Die Wettervorhersage im Radio verkündet einen weiteren Temperaturrückgang. Während ihr Vater schon die Treppe hinunterhastet, redet Sarah auf ihre Mutter ein.

»Ich will nicht mehr hingehen«, sagt sie.

Die Reaktion auf diese Worte ist heftig. Sarah hört die Worte *launisch, faul* ... Sie bricht in Tränen aus, was ihre Mutter noch zorniger macht.

»Du tust wirklich alles, um mich zu enttäuschen.«

Die Mutter schlüpft in ihren Mantel und schlägt wütend die Tür hinter sich zu, nachdem sie gesagt hat: »Ich werde einen Kontrollanruf machen!«

In der Küche herrscht plötzlich Totenstille. Sarah bleibt reglos am Tisch sitzen, auf dem noch das Frühstücksgeschirr steht. Sie starrt ins Leere. Das Telefon läutet. Sie hört es nicht.

Plötzlich steht sie auf. Sie geht ins Bad und zieht sich aus. Sorgfältig legt sie das Nachthemd zusammen, das sie soeben ausgezogen hat, und legt es auf die Waschmaschine. Dann steigt sie in die Duschkabine und dreht den Wasserhahn auf. Der kalte Wasserstrahl raubt ihr den Atem, aber sie zwingt sich es auszuhalten. Das eisige Wasser betäubt ihren Körper allmählich. Ihr ruckartiges Atmen wird von Schluchzern unterbrochen. Als sie das Gefühl hat, ihre Lungenflügel würden gleich explodieren, dreht sie das Wasser ab. Ohne sich abzutrocknen, zieht sie sich an und verlässt die Wohnung. Sie geht geradewegs zum Kanal.

Sarah lässt das Ufer hinter sich. Sie tastet sich über die Eisfläche. Unter ihrem Gewicht wird das Eis rissig. Sarah schließt die Augen. Sie schluchzt kaum hörbar.

»Großmutter ... Großmutter ...«

Sie will weitergehen, wird aber plötzlich nach hinten gezogen. Ein Spaziergänger hat sie an der Schulter gepackt und bringt sie wieder ans Ufer. Er schimpft.

»Die Eisdecke ist zu dünn, um darauf zu spielen!«

Als er die Tränen in den Augen des Mädchens sieht, beugt er sich zu ihm hinunter. Doch Sarah

reißt sich los und läuft am Kanal entlang davon. Sie rennt ein paar Stufen hinauf und irrt dann ziellos durch die Straßen.
Ohne es gewollt zu haben, steht sie zur vereinbarten Zeit vor der Tür des Zeichenlehrers. Wie jedes Mal zögert sie, ehe sie klingelt. Wie jedes Mal beobachtet sie der Zeichenlehrer durch die Glasscheibe. Er hat Angst, dass sie wieder weggeht. Vielleicht hofft er es auch.
»Komm herein, Sarah.«
Sie gehen durch den Flur in das hintere Zimmer. Neben einem alten Sessel bleibt Sarah stehen. Der Zeichenlehrer streicht ihr vorsichtig mit den Fingerspitzen über das Gesicht. Er sagt ein paar Worte. Jeder Künstler braucht eine Muse und sie ist die seine. Ihre Beziehung ist eine ganz besondere. Sie beide sind einmalig. Andere könnten es nicht verstehen.
Der Zeichenlehrer redet weiter. Er redet, während er Sarah auszieht. Sarah schweigt. Sie setzt sich in den Sessel und schließt die Augen.

Donnerstag, den 16. Januar. *Bis nächsten Montag mache ich eine Fortbildung. Ich habe es erst gestern erfahren. Mir blieb nicht die Zeit, Sarah mitzuteilen, dass wir unsere Nachhilfestunden unterbrechen müssen. Den ganzen Tag über ging mir der Gedanke nicht aus dem Kopf, sie würde auf mich warten, nicht gehen, ehe sie mich gesehen hätte. Deshalb fuhr ich, die ich normalerweise so vorsichtig bin, auf den verschneiten Straßen ziemlich riskant. Ich war davon überzeugt, Sarah wäre noch da. Doch der Schulhof war ebenso leer wie das Klassenzimmer. Als ich im Klassenbuch sah, dass Sarah heute gefehlt hat, wäre ich um ein Haar wieder ins Auto gestiegen, um zu ihr nach Hause zu fahren … Ich werde verrückt! Sarah ist für mich nicht mehr Sarah. Sie ist ich, ich vor zwanzig Jahren. Das kleine Mädchen, das ich einst war, ist aus meinen Erinnerungen gestiegen und hat vor meinen Augen Gestalt angenommen. Ich versuche, die Uhren zurückzudrehen. Ich will mir einreden, Sa-*

rah sei das Opfer einer ähnlichen Geschichte, wie sie mir damals zugestoßen ist, um sie dieses Mal zu verhindern. Um auf diese Weise den Vorfall aus meiner Kindheit auszulöschen. Aber ich muss begreifen, dass es für immer unauslöschlich bleiben wird. Wenn ich die Minuten, die mein Leben wie mit einem glühenden Eisen gebrandmarkt haben, doch wenigstens niederschreiben könnte, wäre es mir bestimmt möglich, Sarah aus dem ganzen Chaos herauszuhalten. Ich könnte mir anhören, was sie mir sagen will, statt ständig meine Geschichte mit der ihren in Verbindung zu bringen. Doch mir fehlen die Worte. Ich sitze seit Stunden über diesem Tagebuch und kratze mir die Hände blutig. Ich kann es nicht aufschreiben. Ich habe mich in mich selbst zurückgezogen, um ›es‹ vor dieser Welt zu beschützen, das sie tödlich verletzt hat, das kleine Mädchen, vor dem ich mich schäme.

Es ist längst dunkel geworden. Die Lehrerin sitzt an Sarahs Platz und schreibt in ihr Tagebuch.

Freitag, den 17. Januar. *Meine Eltern saßen auf dem Sofa, ich zu ihren Füßen auf einem Sitzkissen. Ab und zu betrachtete ich sie heimlich im Spiegel über der Kommode. Wir schauten uns im Fernsehen einen Film über das Leben einer jungen Königin an. Ich sehe die Bilder der königlichen Hochzeit noch vor mir. Das junge Mädchen, das nach dem Willen ihres Vaters einem alten, widerlichen König zur Frau gegeben wurde, war erst zwölf Jahre alt. Sie war wunderschön, ganz zierlich, mit langen, braunen Locken. Es gab ein prachtvolles Hochzeitsmahl. Es gab so viel zu essen, dass der jungen Königin der Appetit verging. Die Gäste schöpften mit vollen Händen aus den Schüsseln. Ihre Münder trieften vor Fett. Eifrige Dienstboten gossen ständig Wein nach. Es wurde gescherzt und gelacht. Die Blicke der Männer wanderten von den Darbietungen der Jongleure immer wieder zu den großzügigen Ausschnitten der Damenwelt. Die frisch gebackene Königin saß in ihren Stuhl gekau-*

ert, klein, verschreckt. Sie konnte nichts essen. Nach dem Festschmaus nahm der König sie an den Arm. Sie trug ein langes weißes Kleid, das mit Tausenden funkelnder, kleiner Perlen bestickt war. Ich hoffte inständig, ihr feenhaftes Kleid könnte sie schützen, es ihr ermöglichen im letzten Augenblick noch zu verschwinden. Die Gäste gaben dem Brautpaar das Geleit. Sie folgten ihm bis zu der prunkvollen zweiflügeligen Holztür, die von zwei Wächtern geöffnet wurde. In der Mitte des Schlafzimmers stand ein Bett mit Baldachin: die Guillotine auf dem Schafott. Die Brautmutter beugte sich zu ihrer Tochter hinunter und flüsterte ihr ins Ohr: »Auf diese Weise wirst du zu einer Frau …« Der König zog das Mädchen zum Bett. Die Wächter schlossen die Türen, genau wie mein Onkel vor wenigen Tagen die Tür des Badezimmers. Mir war schlecht, ich bekam Schluckauf, und eine bittere Flüssigkeit stieg in meinem Hals auf. Ich betrachtete meine Eltern im Spiegel. Auf ihren Gesichtern lag nicht einmal ein Anflug von Missbilligung. Nichts. Was ich neulich erlebt hatte, war folglich eine Art geheime Initiation, der kein Mädchen entkommt. Niemand verlor ein Wort darüber. Man

musste es verschweigen. Ich schluckte wieder hinunter, was mein Körper versucht hatte auszuspucken.
Morgen werde ich alles niederschreiben.

ICH KANN NICHT.

Die Kälte hielt die Sonntagsspaziergänger vor ihren Fernsehgeräten. In Sarahs Wohnung klingelt das Telefon. Ihre Mutter nimmt ab. Es ist die Lehrerin. Sie räuspert sich.

»Entschuldigen Sie meinen Anruf. Ich hoffe, ich störe nicht … Sarah war in den letzten Tagen nicht in der Schule …«

»Fragen Sie bei jedem fehlenden Schüler daheim nach? Und zudem noch am Sonntag?«

»Nein, aber Sarah …«

»Sarah hatte einen kleinen Schwächeanfall. Sie hat in letzter Zeit zu wenig gegessen.«

»Appetitlosigkeit ist oft ein Anzeichen für …«

»Aber ich bitte Sie! Sie sind die Lehrerin meiner Tochter, nicht ihre Psychologin. Wenn ich Ihren Rat brauche, dann nur in schulischen Fragen.«

Sarahs Mutter legt ohne ein weiteres Wort auf. Von ihrem Zimmer aus hat Sarah Bruchstücke des Gesprächs mit angehört. Sie sitzt im Schneidersitz auf ihrem Bett und wiegt ihre Puppe.

Die Lehrerin hat den Hörer noch in der Hand, als sie zu schluchzen beginnt. Ihr Mann nimmt sie in den Arm.

»Was ist los? Du bist seit einigen Tagen schon so durcheinander.«

Seine Frau schweigt.

»Sollen wir ein bisschen ausgehen?«, fragt er.

Sie nickt.

Sonntag, den 19. Januar.

Ich habe einen Entschluss gefasst. Ich werde es Sarah sagen müssen. Ich kann ihr keine Nachhilfestunden mehr geben. Ich kann nicht mehr.

Am anderen Ende der Stadt umarmt der Zeichenlehrer seine Mutter.

»Herzlichen Glückwunsch, Mama!«

Die alte Dame feiert heute ihren 85. Geburtstag. Die Frau des Zeichenlehrers hat ein Festessen gekocht. Seine Kinder haben ein schönes Geschenk gekauft.

In den Cafés versuchen die Gäste den Winter zu vergessen, indem sie ihre Hände an den heißen Tassen wärmen. Die Lehrerin verlässt die Arztpraxis. Sie war heute nicht in der Schule. Es war ihr nicht möglich Sarah gegenüberzutreten. Sie musste sich zurückziehen um die vergessene alte Wunde zu kurieren, die wieder aufgeplatzt ist, und um das Kind in ihrem Inneren zu pflegen, das auf grausame Weise verletzt wurde. Am Mittwoch wird der Zug sie ans Meer bringen. Sie wird ein Zimmer in einem der menschenleeren Hotels mieten und sich an die Steilküste setzen, hoch oben, so nahe am Nichts, dass sie erschauern wird. Der Wind und der salzige Regen werden ihr Gesicht peitschen, und vielleicht wird sie die Episode dann endlich aus ihrem Gedächtnis streichen können.

In der Zwischenzeit schaut sie ihren Bücherschrank durch und wirft jene Bücher weg, die ihr nicht mehr gefallen, alte Romane, die ihr heute verlogen vorkommen.

Hinter den Schülern der ersten Klasse, die erst dabei sind, das Lesen zu lernen, malt Sarah ein Bild. Für ihre Lehrerin wurde noch keine Vertretung gefunden, weshalb ihre Schüler auf die anderen Klassen verteilt wurden. Mit gesenktem Kopf, einen Arm schützend über das Blatt gelegt, zeichnet Sarah Personen ohne Augen, andere ohne Hände. Personen ohne Mund.

In der Pause geht sie hinter den anderen Kindern auf den Schulhof. Im Vorbeigehen wirft sie ihr Pausenbrot in den Mülleimer, dann lehnt sie sich an die Mauer des überdachten Teils des Schulhofs. Sie will sich nicht mehr von der Stelle rühren. Die Augen auf die Fenster der Wohnung im oberen Stockwerk gerichtet, wartet sie.

Am Abend wundert sich ihre Mutter, sie noch an ihrem Schreibtisch über ihre Schulbücher gebeugt sitzen zu sehen.

»Hast du die Hausaufgaben nicht mit deiner Lehrerin zusammen gemacht?«

Sarah antwortet, ohne den Kopf zu heben.

»Sie ist nicht mehr da.«

Die Mutter betrachtet den ausrasierten Nacken

ihrer Tochter. Sie erinnert sich an etwas, das böse Zungen ihr über ihre eigene Mutter enthüllt hatten, als sie noch ein Kind gewesen war. Sie hat es nie gewagt, mit jemandem über diese Enthüllung zu sprechen, auch nicht über das Gefühl von Scham, das sie damals verspürt hatte und noch heute verspürt.

»Ist sie ... ist sie noch auf der Fortbildung?«

Sarah kritzelt weiter in ihr Heft.

»Nein.«

Wie immer, wenn sie wütend wird, kräuseln sich die scharlachroten Lippen der Mutter.

»Ist sie krank?«

»Nein.«

Sarahs Mutter wird ungeduldig.

»Dürfte ich vielleicht etwas mehr erfahren?«

»Sie kommt nicht mehr.«

»Wieso das? Wer hat das gesagt?«

»Niemand.«

»Aber wie kannst du dann ...«

»Sie wird nicht mehr kommen.«

Entnervt verlässt die Mutter Sarahs Zimmer. Sarah redet weiter.

»Sie wird nie mehr kommen. Meinetwegen ...«

Doch dieses Geständnis hört nur die Puppe, die hinter Sarah auf dem Bett sitzt.

Das Wetter ist grau in grau. Die Lehrerin hat ihre Küche von oben bis unten auf Hochglanz gebracht. Sie hört die Kinder auf dem Schulhof herumtollen und geht ans Fenster. Hinter dem Vorhang verborgen, beobachtet sie Sarah. Sarah mit dem müden, angespannten Gesicht. Sarah, die mit dem Rücken an der Mauer steht. Sarah, die wartet. Aber worauf?

Als die Schüler in ihre Klassenzimmer zurückgekehrt sind, schreitet die Lehrerin unruhig durch ihre Wohnung. Sie kommt immer wieder an dem anklagenden Foto vorbei, das im Flur an der Pinnwand hängt. Sie wünschte, sie könnte es zerreißen, es einfach verschwinden lassen und alles vergessen. Aber sie schafft es nicht.

Also greift sie zum Hörer.

Dienstag, den 21. Januar. Ich habe die Sozialarbeiterin angerufen. Sie hat mir versprochen sehr taktvoll vorzugehen. Wenn nötig, wird sie die zustän-

digen Stellen informieren und Sarah wird in Sicherheit gebracht werden. Jetzt kann ich endlich an mich selbst denken. Ich muss den Koffer fertig packen. Morgen reise ich ab. Bei meiner Rückkehr werde ich meinen Seelenfrieden hoffentlich wiedergefunden haben und das im Badezimmer eingesperrte kleine Mädchen befreit haben.

Seit einer Ewigkeit hatte die Stadt keinen so strengen Winter erlebt. Die eisige Kälte lähmt sie. Man könnte glauben, eine neue Eiszeit sei angebrochen. Würde die Temperatur noch weitere Grade absinken, wären bald alle festgefroren. Die Geschichte jedes einzelnen Individuums wäre auf den kurzen Augenblick des Glücks oder des Schmerzes reduziert, den es in diesem präzisen Moment erlebt hat. Die Stunden und Jahre würden vergehen, aber die Zeit hätte keinen Einfluss mehr.

Sarah sitzt in ihrem Zimmer über den Hausaufgaben. Im Geiste sieht sie sich bereits ein paar Stunden später am Nachmittag, wenn sie das Atelier ihres Zeichenlehrers betritt. Sie wünscht sich, an ihrem Stuhl festgeklebt zu sein und nie wieder aufstehen zu können. Doch selbst wenn es so wäre, würde sie sich zweiteilen und trotzdem hingehen. Sie sieht keinen Ausweg. Ihr gequälter Blick fällt auf das Bild ihrer Puppe im Garderobenspiegel. Sie reißt sie vom Bett und öffnet das Fenster. Eises-

kälte strömt herein. Sarah macht Anstalten, die Puppe aus dem Fenster zu werfen, doch dann besinnt sie sich gerade noch rechtzeitig und drückt sie an sich.
»Ich werde es ihr sagen«, flüstert sie. »Dann wird er dir nichts mehr tun.«
Sie stopft die Puppe in ihre Schultasche und stürmt die Treppe hinunter, ohne sich vorher ihren Mantel überzuziehen.

Die Lehrerin stellt ihren Koffer in den Flur. Danach schreibt sie den Arbeitsplan für ihre Vertreterin. Nachdem sie ihn nochmals durchgelesen hat, fügt sie hinzu: *Die kleine Sarah ist zur Zeit in einer schwierigen Phase. Gehen Sie behutsam mit ihr um, sie ist ein sensibles Kind.* Sie zuckt zusammen, als es plötzlich an der Tür läutet. Im Treppenflur steht ihre Schülerin, völlig außer Atem.
»Aber … du musst am Erfrieren sein! Komm herein!«
Sarah macht ein paar zögernde Schritte in den düsteren Flur. Die Lehrerin knipst das Licht an.
»Ich kann nicht mehr«, keucht das kleine Mädchen.

Die Lehrerin kämpft gegen das Gefühl von Panik in ihrem Herzen an, gegen die Bilder, die in ihrem Kopf explodieren. Ihre Hände verkrampfen sich. Sie versucht, das Zittern in ihrer Stimme zu unterdrücken.

»Was kannst du nicht mehr, Sarah?«

Sarahs rissige Lippen bewegen sich, doch aus ihrem Mund kommt kein Ton. Sie geht in die Hocke und versucht mit klammen Fingern die mitgebrachte Schultasche zu öffnen. Da fällt ihr Blick auf den gepackten Koffer.

»Sie gehen weg?«, stammelt sie.

Die Lehrerin würde am liebsten verneinen, doch sie antwortet wahrheitsgemäß: »Ja, ich fahre ans Meer …«

Vor Sarahs Augen beginnt sich alles zu drehen.

»Falls du mir vor meiner Abreise noch etwas sagen möchtest …«, sagt die Lehrerin hastig, während sie eine Hand nach Sarah ausstreckt.

Sarah ist gegen die Wand gesunken. Ihr Kopf lehnt an der Pinnwand mit den Fotos. Ihre Wange berührt das kleine Schwarzweißfoto, auf dem seit zwanzig Jahren die eingemummte Gestalt ihrer Lehrerin als kleines Mädchen neben dem Kanal verewigt ist. Die beiden Mädchen sind sich noch nie so nahe gekommen. Erschrocken zieht die Lehrerin die Hand zurück. Sie weicht einen Schritt zurück und kommt mit der Schulter unabsichtlich an den Lichtschalter. Das Flurlicht geht aus. Sarah hat die Angst ihrer Lehrerin bemerkt. Sie läuft zur Wohnungstür und flieht. Sobald sich die Lehrerin wieder einigermaßen gefasst hat, läuft sie ihr nach und ruft ihren Namen. Der Ruf verhallt ungehört. Sarah ist bereits auf der Straße. Sie rennt. Etliche Passanten drehen den Kopf, als das zu leicht bekleidete Mädchen an ihnen vorbeistürmt. Manche zucken mit den Schultern. Aber niemand hält es auf.

Vor der Tür des Zeichenlehrers muss Sarah nicht warten. Er öffnet die Tür, noch ehe sie geklingelt hat. Er ist wie im Fieber.

»Du bist spät dran, Sarah …«

Er hatte schon befürchtet, heute wäre der Tag, an dem sie nicht mehr kommen würde. Aber wie könnte sie ihm das antun? Es war alles ihre Schuld. Von Anfang an. Es lief ihr kalt über den Rücken, wenn der Zeichenlehrer hinter ihr stand und sie seine tiefe Stimme hörte, die sie einschläferte, ihr im Ohr kitzelte. Sie begann zu zittern, wenn seine Hand ganz leicht die ihre berührte, wenn er ihr zeigte, wie sie ihre Finger um den Zeichenstift legen musste. Sie hatte es genossen. Dem Zeichenlehrer schien es nichts auszumachen. Er lächelte, das fand Sarah irgendwie beruhigend. Erst da überließ sie sich den angenehmen Gefühlen, die sie verspürte. Und eines Tages schlug er vor, sie zu zeichnen. Er bat sie ihren Pullover auszuziehen. Sarah errötete. Sie hatte plötzlich das Gefühl, verletzlich geworden zu sein, so als wäre der Lehrer unbewusst in die Tiefen ihres geheimen Gartens eingedrungen, von dessen Existenz nur sie gewusst hatte. Er würde in ihrem Innern lesen und sich über sie lustig machen. Oder, schlimmer noch, er wäre schockiert. Womöglich würde er ihren Eltern davon erzählen. Dann würde ihre Mutter noch mehr schimpfen und Sarah bekäme wieder einmal bestätigt, dass sie nie hätte zur Welt kommen dürfen, dass alles was sie tat und alles was sie war, unablässig daran erinnerte. Und um so zu tun, als hätte sie nichts zu verbergen, hatte Sarah gehorcht. Sie hatte ihren Pullover ausgezogen. Darunter trug sie nur ein T-Shirt.

»Mach die Augen zu. Ich möchte dich so malen.«

Behutsam legte der Zeichenlehrer ihre langen Haare über den Schultern zurecht. Sarah empfand es als angenehm, wie früher, als ihre Mutter sich noch die Zeit genommen hatte, sie zu kämmen. Der Zeichenlehrer redete, doch Sarah hörte nicht seine Worte, sondern nur seine Stimme, die sie einlullte und von hier weg trug. Sie träumte einen Traum ohne Bilder. Am liebsten wäre sie auf dem alten Sessel eingeschlafen. Sie bemerkte nicht, dass

der Zeichenlehrer ihren Oberkörper freimachte. Als sie feststellte, dass sie halbnackt war, war er schon am Zeichnen. Sie machte Anstalten, die Hände vor der Brust zu verschränken, doch da rief er entsetzt: »Nicht bewegen!« Sarah rührte sich nicht mehr, erstarrte wie ein schuldbewusstes, erschrockenes Kind. Mit sanfter Stimme fügte der Zeichenlehrer hinzu: »Es macht dir doch nichts aus, so vor mir zu sitzen, oder?«
Sarah konnte nur die Augen schließen, damit er die aufsteigenden Tränen nicht sah.
Damals, beim ersten Mal, hatte der Zeichenlehrer sonst nichts von ihr verlangt. Warum hätte er es auch tun sollen? Sarah war nun seine Gefangene. Es bedurfte keines Kerkers, keiner Ketten und keiner abgeschlossenen Tür. In ihrem eigenen Inneren war Sarah ausbruchsicher eingeschlossen.

Auch heute sind die Vorhänge wie immer seit dem ersten Mal zugezogen. Nur durch das Dachfenster fällt ein Lichtschein.
»Lass dich von mir wärmen, meine kleine Muse.«
Der Zeichenlehrer zieht Sarah aus.

»Setz dich auf den Sessel.«
Sarah nimmt Platz. Sie schließt die Augen. Der Zeichenlehrer steht an seiner Staffelei. Er zeichnet ein paar Linien auf die Leinwand und kommt dann noch einmal zu Sarah.
»Sarah ... ich will nicht, dass dir jemand weh tut ...«
An jeder Stelle ihrer Haut, die seine nervösen Finger berühren, verspürt sie eine schmerzhafte Brandwunde.

Das Taxi muss gleich kommen. Die Lehrerin greift nach ihrem Koffer. Als sie den Mantel von der Garderobe nehmen will, stolpert sie über die Schultasche, die Sarah vergessen hat. Sie stellt sie wieder auf. Seit Sarah so überstürzt weggerannt ist, handelt die Lehrerin wie mechanisch, ohne sich ihres Tuns wirklich bewusst zu sein. Sie will nur noch weg von hier, weg von diesem Foto, weg von der Erinnerung. Weg von Sarah.

Mit bleichem Gesicht geht sie die Treppe hinunter, den Koffer in der einen, Sarahs Schultasche in der anderen Hand. Sie geht in das Klassenzimmer und legt die Schultasche auf Sarahs Tisch. Das Taxi steht schon vor dem Schultor. Der Fahrer hupt. Die Lehrerin gibt ihm durch das Fenster ein Zeichen und eilt zur Tür. Aber sie schafft es nicht, das Klassenzimmer zu verlassen. Die Bilder vom Badezimmer, die sie in den letzten Tagen erfolgreich zu verdrängen versuchte, drängen sich ihr nun mit aller Macht auf. Krampfhaft versucht sie, sie wieder wegzustoßen, eine unüberwindbare Mauer aufzubauen, um sich zu schützen. Sie hat das Gefühl, ihr Kopf stecke in einem Schraubstock, der unentrinnbar enger wird. Plötzlich bricht der Damm. Tränen drängen zum Ausbruch. Die mittlerweile zwanzig Jahre zurückliegende Szene, deren Wunden nie verheilt sind, läuft in allen Einzelheiten vor ihrem inneren Auge ab. Von Schluchzern geschüttelt beschreibt die Lehrerin das Drama ihrer Kindheitsepisode, dem sie nun als erwachsene Zuschauerin beiwohnt. Ihn nennt sie »er«. Sich selber bezeichnet sie als »sie«. *Er macht die Tür zu. Sie steht neben der Badewanne.* Die Lehrerin spricht so leise, dass die ausgesprochenen Worte fast in den Tränen ertrinken, die über ihre Lippen rollen.

Der Taxifahrer fährt in Richtung Bahnhof. Von Zeit zu Zeit wirft er einen Blick in den Rückspiegel auf seinen merkwürdigen Fahrgast, eine Frau, die auf dem Rücksitz weint und eine nackte Puppe auf den Knien hält. Er versucht ein Gespräch zu beginnen.

»Müssen Sie einen bestimmten Zug nehmen? Wann fährt er ab?«

Die Lehrerin antwortet nicht. Die Straßen fliegen vorbei, die Fußgänger mit ihren gesenkten Köpfen und den hochgeschlagenen Mantelkragen lassen an eine endlose Massenauswanderung denken.
»Sagen Sie mal«, beginnt der Taxifahrer erneut, »diese Puppe da hat ja ganz schön was mitgemacht …«
Der Blick der Lehrerin fällt auf die angesengte Stelle im Bauch der Puppe, in die eine Delle eingedrückt ist. Sie erinnert sich, wie sie ihren Stoffbären mit einem dicken Nagel durchbohrte, ehe sie ihn mit feuchten Küssen bedeckte. *Entschuldige, entschuldige bitte, mein Bärchen. Ich werde es niemals wieder tun, ich schwöre es!*
»Halten Sie bitte an!«
»Aber wir sind noch nicht am Bahnhof …«
»Halten Sie sofort an!«

Unterwegs sagt die Lehrerin leise die Worte von Sarahs Aufsatz vor sich hin: »*Der Kanal ist zugefroren. Die Stadt ist tot. Die Kinder weinen. Der Maler hat sie auf seinem Bild eingesperrt.*« Diesem letzten Satz hatte sie zuvor keine Aufmerksamkeit geschenkt. Sarah hatte erzählt, dass sie Zeichenstunden nimmt. Deshalb hatte sie sich nichts weiter dabei gedacht. Es war ihr nicht möglich gewesen. Ihr Onkel war schon lange tot. Sie durfte ihn nicht wieder aufleben lassen. Auch nicht in der Gestalt eines anderen.

Vor dem kupfernen Schild mit der Aufschrift ZEICHENATELIER bleibt die Lehrerin stehen. Die Eingangstür ist nur angelehnt. Geräuschlos tritt sie ein. In einem der hinteren Zimmer hört sie eine Stimme. Sie geht näher. Nun kann sie die Worte verstehen. Worte, die sie schon einmal gehört hat und nie mehr hören wollte. Sie öffnet die Tür.

Der Zeichenlehrer zuckt zusammen und dreht sich abrupt um.
»Was … aber …«
Er flüchtet sich hinter den Sessel, auf dem Sarah sitzt. Ihre Unterarme liegen auf den Armlehnen. Sie rührt sich nicht. Ihre Augen bleiben geschlossen. Sie scheint nicht zu bemerken, was vor sich geht.
Der Maler wiederholt: »Aber … was …?«
So plötzlich mit ihrer eigenen Vergangenheit konfrontiert, ist die Lehrerin wie gelähmt. Der Zeichenlehrer stößt sie zur Seite und hastet an ihr vorbei. Er verschwindet im Flur und ist gleich darauf auf der Straße.
Im Atelier, in dem die Zeit stehen geblieben ist, befinden sich nur noch eine Frau und ein Mädchen, die kein Abstand von zwanzig Jahren mehr trennt.

Nach einer Weile hat die Lehrerin genügend Kraft, um auf Sarah zuzugehen.
»Sarah? Hörst du mich?«
Das Mädchen erinnert an eine Wachspuppe.
»Sarah, bitte! Sag etwas!«

Zitternd streckt die Lehrerin die Hand nach Sarah aus, hält dann jedoch mitten in der Bewegung inne. Wie kann man diesen nackten Körper berühren, ohne dass er sich auflöst? Vorsichtig legt sie Sarah ihre Puppe auf den Schoß.

»Sie hat mir alles erzählt. Ich habe sie verstanden …«

Die Lehrerin weint.

»Ich werde jetzt meine Hände auf deine legen, Sarah.«

Zögernd fährt sie fort: »Wenn du nichts sagen möchtest, hör mir einfach nur zu.«

Das Mädchen reagiert noch immer nicht. Die Lehrerin räuspert sich.

»Ich weiß, was du erlebt hast, Sarah.«

Die Hände der Lehrerin nähern sich den Händen ihrer Schülerin. Sie spricht das aus, was das kleine Mädchen im Badezimmer so lange nicht begriffen hat.

»Du hast ihm deinen Körper nicht gegeben, nie, in keinem Moment. Er hat ihn dir gestohlen, Sarah. Er hat ihn dir gestohlen.«

Eine bleierne Stille liegt über dem Atelier, die durch das mehrfach geflüsterte »Er hat ihn dir gestohlen« kaum durchbrochen wird. Nach einer Weile umklammern Sarahs Hände die ihrer Lehrerin.

Die Lehrerin hat Sarah eine Decke über die Schultern gelegt. Sie kniet auf dem Boden und wiegt das Mädchen, das sein Gesicht gegen ihre Puppe gepresst hat und leise vor sich hin schluchzt. Sarahs Tränen rollen über die kalten Plastikwangen. Die Lehrerin summt eine leise Melodie. Als sie zu Ende ist, sagt sie: »Wir müssen deinen Eltern Bescheid sagen. Und der Polizei ...«

Sarah erstarrt.

»Nein.«

»Keine Angst, dir passiert nichts.«

Das Mädchen wimmert: »Bitte, nichts sagen.«

»Aber ich kann nicht schweigen, Sarah ...«

Die Lehrerin hätte beinahe hinzugefügt: *Nicht dieses Mal.*

»Sie werden sie ins Gefängnis stecken«, stammelt Sarah.

»Wen?«

»Sie.«

Das Mädchen zeigt auf seine Puppe.

»Warum sollte man sie ins Gefängnis stecken?«

»Weil sie es mochte. Sie ist an allem schuld. Man wird sie bestrafen.«

Einige Sekunden lang sieht die Lehrerin sich am Rand der Klippen. Sie wird über dem Meer stehen, das Gesicht dem Wind zugewandt. Und sie wird alles hinausschreien.

»Was mochte sie, Sarah?«

Sie wird aus Leibeskräften schreien, so lange, bis sie nicht mehr kann.

»Seine Stimme. Davon bekam sie eine Gänsehaut.«

»Das kann ihr niemand verübeln, Sarah. Aber was sie empfand, ging nur sie etwas an. Er hatte kein Recht, daraus etwas anderes zu machen. Er wird bestraft werden, nicht sie.«

Sie wird so lange schreien, bis ihre Lungen platzen, um das Geräusch der Wellen zu übertönen.

Als das Taxi über die Brücke fährt, will Sarah, dass sie kurz anhalten. Sie wendet sich an ihre Lehrerin.

»Wissen Sie, am Ende des Kanals scheint die Sonne.«

»Die Sonne?«, wundert sich die Lehrerin.

Ja, die Sonne. Und im Atelier des Zeichenlehrers, am anderen Ende der Stadt, wird ein Porträt unvollendet bleiben, das Porträt eines missbrauchten Mädchens.

Die Polizisten verlassen die Wohnung der Lehrerin. Sie haben ihre Aussage zu Protokoll genommen. Auch Sarah hat ausgesagt. Ihre Eltern saßen auf der Couch und hörten zu. Ihr Vater weint leise vor sich hin. Ihre Mutter hat rote, geschwollene Augen, ihr Wimperntusche ist verschmiert. Sie breitet die Arme aus, damit ihre Tochter zu ihr kommt. Sarah wirft sich an ihren Hals. Die Lehrerin zieht sich diskret zurück und geht in den Flur, um das Foto von der Pinnwand zu nehmen. Sie legt es in ihr Tagebuch, das sie dann in eine Schublade einschließt. Vielleicht wird sie eines Tages wieder schreiben. Vielleicht wird sie eines Tages reden.

Zu Hause will Sarah gleich ins Bett gehen. Sie muss sich ausruhen. Sie möchte träumen. Sie holt ihre Puppe aus der Schultasche, die ihr die Lehrerin zurückgegeben hat. Ihre Mutter nimmt sie ihr aus der Hand.

»Nein, mein Schatz … Diese Sarah da, die gibt es nicht mehr. Du musst jetzt vergessen.«

Aber sie weiß nicht recht, was sie mit der nackten Puppe in ihren Händen anfangen soll, die sie mit spitzen Fingern hält, um die Brandwunden nicht berühren zu müssen. Sie macht das kleine Schränkchen unter der Spüle auf und lehnt die Puppe an den Mülleimer.

Sarah ist bereits am Einschlafen, als ihr Vater in ihr Zimmer kommt. Er setzt sich an ihre Bettkante und nimmt ihre Hand. So bleibt er eine Weile sitzen, ehe er leise »Ich hab dich lieb« murmelt.

Spätabends hält ein Krankenwagen mit quietschenden Reifen vor dem Bahnhofscafé. Ein Betrunkener torkelt über die Fahrbahn. Er ist schon mehrmals hingefallen. Sein Gesicht ist blutig. Als die Sanitäter auf ihn zukommen, brüllt er: »Das bin nicht ich!«. Seine Stimme zerreißt die Nacht.
Sarah öffnet unvermittelt die Augen. Verstört tastet sie über das Bettlaken, findet jedoch nicht, wonach sie sucht. Da steht sie auf und geht aus ihrem Zimmer. In der Wohnung ist alles ruhig. Ihre Eltern haben ein Schlafmittel genommen. Sie schlafen Rücken an Rücken.
Auf nackten Füßen tapst Sarah in die Küche. Die Fliesen sind kalt. Sarah öffnet den Schrank unter der Spüle und holt ihre Puppe heraus. Mit einem Lächeln drückt sie sie an sich. Ganz fest.
Morgen wird das Wasser im Kanal wieder fließen.

Kontaktadressen findet man im Telefonbuch unter folgenden Stichworten:

Beratungsstelle
Deutscher Kinderschutzbund
Erziehungsberatungsstelle
Frauenhaus / -laden / -zentrum- / treff
Kinder- und Jugendtelefon
Mädchenhaus / -treff
Notruf für Mädchen und Frauen
Pro Familia
Sorgentelefon
Telefonseelsorge
Violetta
Wildwasser
Zartbitter

Österreich
Arbeitsgruppe gegen sexuellen Missbrauch, Innsbruck
Notruf und Beratung, Salzburg

Schweiz
Triangel, Hilfe für Inzest-Betroffene, Basel
Verein gegen sexuellen Missbrauch, Zürich

Norma Klein

Man(n) hat's nicht leicht

Aus dem Amerikanischen von Karen Nölle-Fischer

Band 80292

Jody, emanzipiert und locker, ist eine waschechte New Yorkerin. Sie besucht eine Privatschule, ist im letzten High-School-Jahr und will danach Medizin studieren. In Jodys Schule sind feste Beziehungen absolut out, und Judy findet das auch gut so. Sie hat bereits mit einem Jungen geschlafen, aber mehr aus Lust als aus Liebe. Als sie dann während eines Praktikums in einem Chemielabor den gleichaltrigen Lyle kennenlernt, verliebt sie sich Hals über Kopf in ihn. Aber liebt Lyle sie auch?

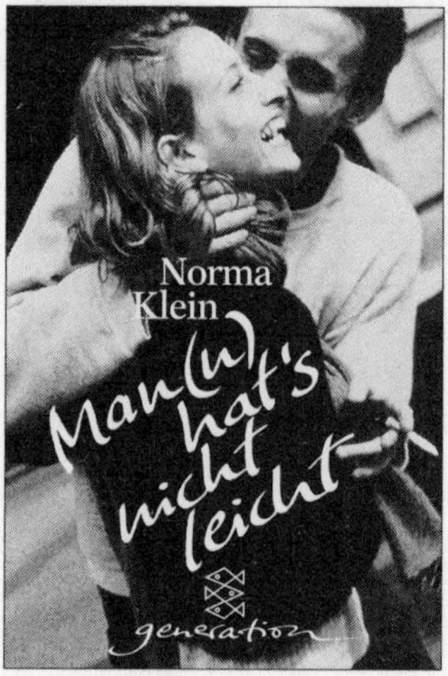

generation

fi 6061 / 2